口唇口蓋裂児
哺乳の基礎知識

日本口唇口蓋裂協会　編

一般財団法人　口腔保健協会

はじめに

　ご出産おめでとうございます。
　多くのお母様は，まだ赤ちゃんへの戸惑いをお持ちだと思います。哺乳のこと，治療のことをはじめ，数えきれないほどの不安や思いを抱えていらっしゃるのではないでしょうか。
　口唇口蓋裂を持って生まれた赤ちゃんのお母様のために，そんな不安を少しでも軽減できればと，哺乳についての冊子を作成いたしました。哺乳は，赤ちゃんとお母さんの大切なスキンシップの時間です。赤ちゃんひとりひとりに一番合った方法で哺乳されて，赤ちゃんが健やかに成長されますことを心からお祈りいたします。

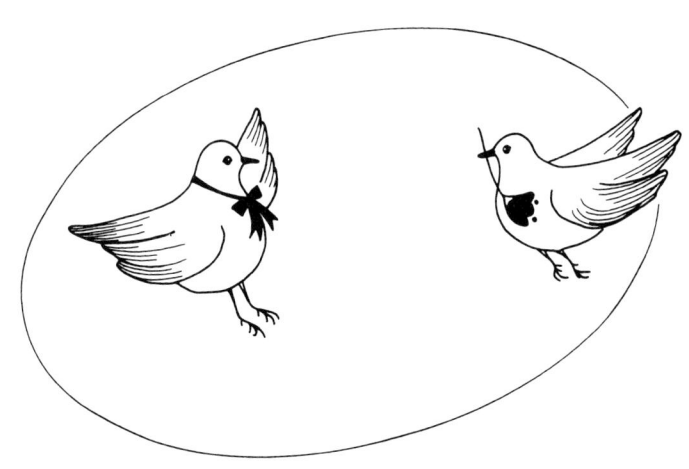

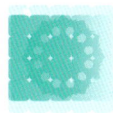

お母さんをはじめご家族の方へ

1. 口唇裂・口蓋裂とは

　口唇裂は，お母さんのおなかの中から生まれてくるときに唇の部分の披裂が残ってしまった状態，つまり唇がくっつかなかった状態をいいます。ですから，どんな人でもすべて胎児のときは口唇裂の状態だったといえますし，どんな人の子供も口唇裂を持って生まれてくる可能性があります。

　口唇裂の手術は，生後3～4カ月前後（体重約6,000g）をめやすに手術を行います。その後，一般的には発育が終了した思春期以降に修正手術が行われますが，場合によっては5歳前後に修正手術が行われることもあります。

　口蓋裂は，赤ちゃんが生まれてくるまでに上あごを作る口蓋突起が最後までくっつかなかった状態をいいます。最初，赤ちゃんはお母さんのおなかの中で鼻も口も，まだ境がありません。だいたい胎児の9週くらいに左右の口蓋突起がのびてきて，口蓋（上あご）が作られます。口唇裂と同様に，人は誰でもある時期まで口蓋裂の状態だったわけで，どんな人の子供も口蓋裂で生まれてくる可能性があります。口蓋裂の手術は生後1年6カ月ごろ（体重約10kg）に行われます。その後，必要に応じて適切な時期に二次手術が行われることもあります。

　口唇口蓋裂とは，口唇裂と口蓋裂が合併している状態で，披裂の頻度が最も高いのがこのタイプです。

　赤ちゃんの健やかな成長のため，これらの病気の正しい知識を身につけ，現実を受け止めましょう。お母さんをはじめ，ご家族がわが子のために"しっかりしなければ"という気持ちになれば，もう大丈夫です。現在，日本口唇口蓋裂協会では口唇口蓋裂をはじめ，先天的な口の病気の子供を持つお母さんやご家族のために，手紙や電話の相談を受け付けております。気軽にご相談下さい。

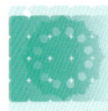

哺乳をしましょう

　口唇口蓋裂の赤ちゃんは，おっぱいやミルクを吸う力が弱いので，専門医や看護師は，ひとりひとりの赤ちゃんに最も適した授乳方法を探します。多少時間のかかる赤ちゃんもいますが，ほとんどの赤ちゃんは自分に合った方法でミルクが飲めるようになり，体重がふえていきます。
　ここでは，おっぱいやミルクを飲ませる時期のお母さんに，哺乳の方法をご紹介します。専門医と相談して，赤ちゃんに一番合った哺乳の方法を見つけましょう。

1．ミルク・母乳について

　おっぱいをあげることは，母親としての自信や，安堵感を培うことにもつながります。最近では，ホッツ床や特殊な装置を使って，お母さんのおっぱいを直接飲める赤ちゃんも多くなっています。ぜひ，専門医に相談して下さい。母乳にはたくさんの栄養をはじめ，赤ちゃんをばい菌から守る免疫物質が含まれています。赤ちゃんがお母さんのおっぱいから直接お乳を飲めない場合でも，母乳が出るお母さんは搾乳し，赤ちゃんにあげるとよいでしょう。また，最近の人工ミルクも栄養のバランスがよく考えられておりますので，安心して飲ませられます。

2．哺乳の目的について

　口唇口蓋裂の赤ちゃんに哺乳を行うことは，成長のために必要な栄養を与えるという目的の他，赤ちゃんが吸啜（きゅうてつ）（吸うこと）や嚥下（えんげ）（飲み込むこと）の機能を十分に覚えるとともに，口の中や口の周りの筋肉の発達を促すという目的があります。そして，将来正しい発音を習得するためにも必要です。

3．哺乳の方法について

口唇口蓋裂の赤ちゃんへの哺乳の方法には，以下のものがあります。
・直接おっぱいから飲ませる。
・直接おっぱいから飲めるよう，装具を使用する。
・ホッツ床を使い，一般的な乳首で飲ませる。
・ホッツ床を使い，口唇口蓋裂用乳首で飲ませる。
・ホッツ床を使い，口唇口蓋裂用乳首と口唇口蓋裂用哺乳瓶を使う。
・ホッツ床を使わず，特殊な口唇口蓋裂用乳首を使用する。
・経管栄養，スポイトなどによる哺乳（特殊な方法）。
（経管栄養とは，チューブを鼻や口から入れてミルクを注入すること）

その他：哺乳方法については，赤ちゃんによって，また月齢によっても異なります。必ず専門医の指導のもとに，最も赤ちゃんに合ったものを選択しましょう。

 ## 4．ホッツ床とは

口蓋裂のある赤ちゃんが，ミルクを上手に飲んだり，顎の正常な発育を促すためにお口の中へ入れるプレートです。このプレートを入れることにより，哺乳量が増え，顎の発育もよくなります。

 ## 5．乳首，哺乳瓶のいろいろ

口唇口蓋裂の赤ちゃんは，直接哺乳（赤ちゃんがお母さんのおっぱいから直接飲むこと）はもちろんのこと，哺乳瓶やその乳首の形状によっても十分な哺乳が困難となることが少なくありません。通常の乳首では，披裂の部分に乳首が入り込み，鼻中隔に潰瘍ができてしまうこともあります。口唇口蓋裂用の乳首，哺乳瓶には，たくさんの種類がありますから，担当医師とよく相談し，赤ちゃんに合った物を使うように工夫してあげましょう。

■ 乳首の種類

　乳孔（乳首の穴）の形態には，丸穴，クロスカット，スリーカット，ストレートカットなどさまざまな形があります。

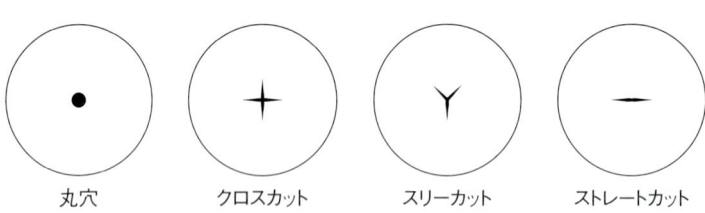

　　丸穴　　　　クロスカット　　　スリーカット　　ストレートカット

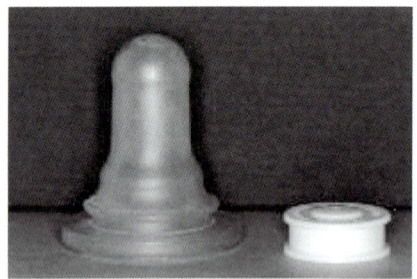

P型乳首（ピジョン社）
乳孔の形：スリーカット
特徴
・乳頭部分が大きく口腔内に密着しやすい。
・ゴムの厚さに変化を持たせ，舌で軽く押し潰すだけでミルクが出る。
・逆流防止弁により，乳首内に入ったミルクが哺乳瓶内に逆流せず，吸う力が弱い赤ちゃんでも哺乳できる。

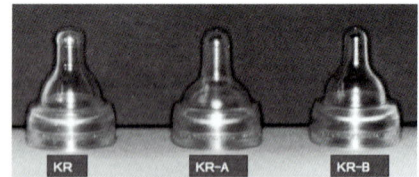

乳首KR（ピジョン社）
乳孔の形：丸穴
特徴
・通常の乳首と比較して，乳首全体が軟らかく，吸う力が弱くても哺乳できる。
・新生児用KR，弱吸啜児用KR-A，未熟児用KR-Bと3種類用意されており，順に乳頭部分が細く短くなり，流量は大きくなっている。

哺乳をしましよう　9

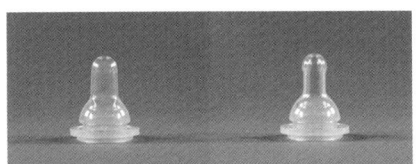

チュチュM（ジェクス社）
乳孔の形：クロスカット
特徴
・赤ちゃんの吸う力に合わせて流量が変化する。
・乳首の上下面が厚く平坦になっており，側面は薄くできているため，舌で押し潰しやすい形になっている。

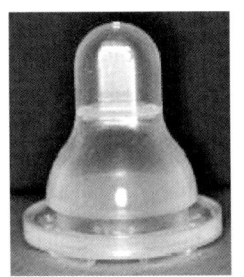

カミカミプル（ビーンスターク）
乳孔の形状：クロスカット
特徴
・乳頭部は楕円形になっている。
・乳頭基部に弁がついており，かむことで弁が閉鎖して哺乳瓶側への逆流を防止し，さらに乳頭部をかみこむことで弁から先のミルクが乳孔部から出るしくみになっている。

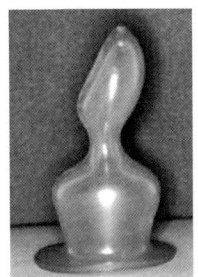

ヌーク乳首HS（コンビ社）
乳孔の形状：乳孔は閉じている
特徴
・披裂の状態や患児の状態に合わせて丸穴を数個開けて使用する。
乳孔を乳頭部側縁に開けるため，ミルクが舌全体に広がり唾液とよく混ざる。
・ミルクが咽頭部に直接入り込まないため，これによる「むせ」を防ぐことができる。
・乳頭部は扁平で幅広。披裂部分に入りにくい。

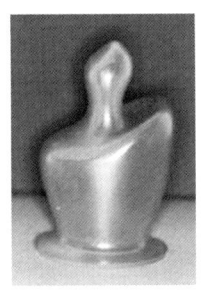

ヌーク乳首TS（コンビ社）
乳孔の形状：丸穴
特徴
・口唇裂用として発売されている。
・乳頭基部が口唇の披裂をふさぎ，ミルクのこぼれを防止。
・乳孔が上面のやや後方に位置しているため，ミルクが口蓋と舌の表面に広がり唾液とよく混ざり，ミルクが咽頭部に直接入らないため「むせ」を防ぐことができる。

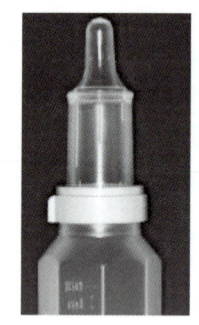

乳孔の形状：ストレートカット
特徴
・乳首の向きによりミルクの流量を調節できる。
・逆流防止弁があり，必要に応じ乳首部分に圧力をかけてミルクを流出させることが可能。

ハーバマン乳首（メデラ社）

哺乳瓶の種類

　乳首と比較し哺乳に与える影響は少なく，乳首との口径が合えば通常の哺乳瓶を使用することができます。ここでは特徴のある哺乳瓶を紹介します。

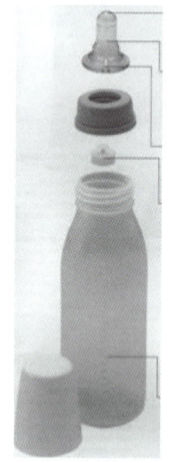

P型哺乳瓶（ピジョン社）

特徴
・瓶自体に弾力があり，ミルクを押し出すことができる。P型乳首とセットで使う。

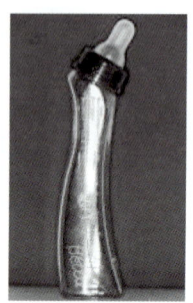

ベッタ（ズーム・ティー社）

特徴
・頭を立てた状態で授乳できるようカーブしている。乳児を寝かした状態で哺乳を行うと耳管にミルクが垂れ込みやすいが，この哺乳瓶は頭を立てた状態で使うことができるため，耳管へのミルクの流入を防ぐことができる。
・哺乳瓶のカーブが気泡を乳首から遠ざけ，哺乳瓶からの空気の流入を抑制する。

■その他の器具

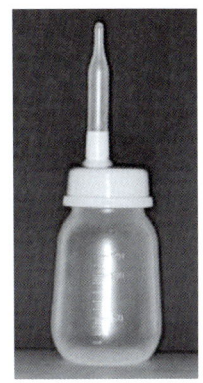

細口哺食器（ピジョン社）

特徴
・乳首基部の膨隆がなく，瓶に弾力がある。
・吸う力が弱くても瓶を押しながら量を調節することができる。
・スポイトの代わりに使用できる。

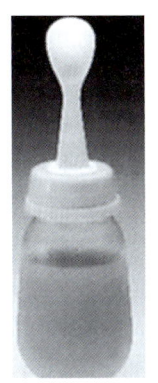

離乳スプーン（ピジョン社）

特徴
・スプーンの代わりに使用するが，すくう操作が不要になる。

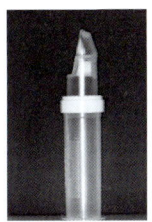

ソフトカップ（メデラ社）
特徴
・瓶からスプーン状のカップに移して使用する。

6．哺乳器具の選び方

　各種使用してみて，哺乳量が確保でき，「むせ」や吐き戻しの少ないものを選びます。

■乳首の選び方

　口蓋裂を有する赤ちゃんは，たとえホッツ床を装着していても，口腔内を完全に陰圧にすることは困難なので，「強く」吸う力を必要とする乳首は不向きです。

P 型乳首が適しているのですが，小さな患児の場合，ホッツ床との併用で，哺乳の際かなり大きく口を開くことが必要となり，嚥下運動がうまくいかないことがあります。このような場合は，チュチュ M を用いると嚥下しやすくなります。
　吸う力が弱くても，ある程度かむ力がある場合は，ビーンスタークを使用するとよいでしょう。ビーンスタークは，ミルクを飲む動作が直接哺乳と近いため，直接哺乳を行っている患児が手術前に哺乳瓶で飲むトレーニングにも使うことができます。
　ホッツ床装着前，またはホッツ床を装着してもらえない患児で披裂(ひれつ)が大きい場合はヌークの乳首 HS，口唇裂のみを有する場合はヌークの乳首 TS を使用するとよいでしょう。
　嚥下力(えんげりょく)（飲み込む力）が小さいのに，たくさんのミルクが口の中に入ると飲み込みきれずに「むせる」ことがあります。このような場合は，ミルクの流量を調節できるハーバマン乳首を使用するとよいでしょう。

■哺乳瓶の選び方

　哺乳瓶は一般に乳首との口径が合えば市販の物を使用することが可能ですが，P 型乳首を逆流防止弁付きで使用する場合は，乳首内にミルクを送りこむために，弾性のある P 型哺乳瓶を用います。空気の飲み込みが多い場合は，哺乳瓶からの空気の流入が抑制できるベッタの使用も考えます。
（注意：ベッタに P 型乳首を装着する場合は，内縁を一層削る必要があります）
　口蓋裂を有する赤ちゃんは，このような哺乳瓶の使用で空気の流入を少なくできても，空気の飲み込みを完全に防止することは困難です。哺乳後の排気をしっかりとしてあげましょう。
　吸う力に問題があり，哺乳瓶を使用できない赤ちゃんは，細口哺食器やソフトカップ，離乳スプーンなどを適宜使用していきます。細口哺食器は，口唇裂の手術直後など，乳首基部の膨らみが口唇に接することで痛みを生じる場合にも使用できます。
　いずれの場合も，おおよその基準であり，赤ちゃんの状態に最も適した哺乳器具を探してあげることが大切です。かかりつけの医師に哺乳の状態を診てもらい，指導を受けるとよいでしょう。

哺乳に関する質問

Q どんな格好で授乳をしたらよいのですか？

A 鼻からお乳が漏れることもあります。
その際には赤ちゃんを横にせず，赤ちゃんのおしりを母親の膝に乗せ，首を真っすぐに立てるようにするとお乳は鼻からあまり出なくなります。
また，授乳後はすぐに寝かせず，しばらく様子を見たり，バスタオルを重ねるなどして，赤ちゃんの体位を工夫し吐乳を防ぎましょう。そのとき空気もたくさん吸いますので，必ず背中を軽く叩くなどして，げっぷを出させましょう。
赤ちゃんのおなかは張っていませんか。空気をたくさん吸いますので，おならもたくさん出ます。おならがあまり多いようでしたら，ちゃんとげっぷを出させていないということになりますので，十分げっぷを出してあげましょう。（また，先ほど紹介した空気の流入防止のための哺乳瓶を使用するなど，哺乳方法を工夫してみるとよいでしょう）

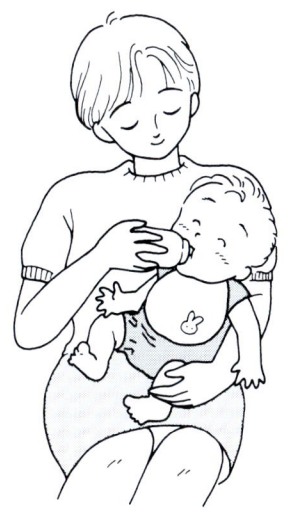

Q 直接お母さんのおっぱいを飲ませることはできないのですか？

A 口唇口蓋裂のある赤ちゃんでも，ホッツ床をつけてお母さんのおっぱいを直接飲むことができる赤ちゃんもいます。赤ちゃんの吸う力が弱い場合や，お母さんの乳首の形により難しい場合もありますが，現在では，お母さんからの授乳の際の補助具の開発も進んでいます。赤ちゃんにとって，お母さんの乳房から母乳を直接飲む喜びは大切なものですし，お母さんにとっても精神的満足の得られることのひとつではないでしょうか。専門医に相談してみてはいかがでしょうか。

Q 特殊な授乳法はあるのですか？

A 口唇口蓋裂のほかに合併症がある場合や，おっぱいやミルクを飲む力がとても弱く，体重が非常に少ない赤ちゃんでは，時には経管栄養チューブやスポイトによる授乳が行われ，その後に哺乳瓶を使用します。それぞれの赤ちゃんによっていろいろな授乳方法が工夫されています。このような方法が必要であれば，専門医や看護師から説明があります。

Q 経管栄養からの離脱はできるのですか？

A 赤ちゃんにとって，自分のお口からミルクを飲むという行動は，大変重要なことなのです。ひとりひとりの状態にもよりますが，なるべく早くお口からミルクを飲ませてあげたいものです。

不安な気持ちが大きいかもしれませんが，担当の先生や専門医に相談しましょう。

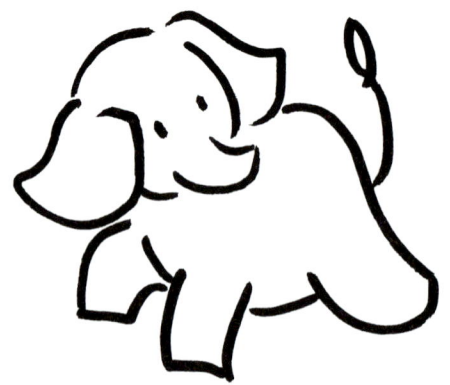
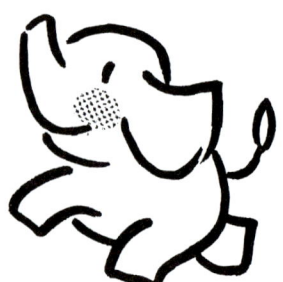

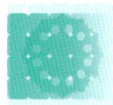

赤ちゃんはどのくらいお乳を飲むのでしょうか

1日の哺乳量のめやす

週 数	平均体重（kg）		1回量（ml）	間隔（時間）	1日の飲む回数のめやす（回）	1日量（ml）
	男児	女児				
7日	2.9〜3.3	2.8〜3.3	70〜90	3	7〜8	500〜700
1ヵ月	4.0〜4.7	3.8〜4.4	100〜120	3	6〜7	600〜800
1〜2ヵ月	4.8〜5.4	4.4〜5.1	120〜160	4	6	700〜900
3〜4ヵ月	6.4〜7.3	5.9〜6.7	160〜200	4	5	800〜1,000
6〜7ヵ月	7.5〜8.6	7.0〜8.0	180〜220	5	4〜5	800〜1,000

　授乳時間は，一般的には15分前後です。しかし，口唇口蓋裂を持つ赤ちゃんの場合は，もう少し時間がかかることもあります。また，赤ちゃんのお乳の飲み具合や，お母さんのおっぱいには個人差があります。夜中の授乳は，お母さんの休息のためにも無理やりあげる必要はないといわれています。上の表は，参考に挙げました。月齢より体重を参考にしましょう。

　赤ちゃんはそれぞれで，よく飲める子，飲めない子などさまざまです。担当の専門医や看護師と相談し，ひとりひとりに合った哺乳方法を決めましょう。

　授乳，搾乳をしているお母さんには，十分な栄養，適切な運動と休息，そして十分な睡眠が必要です。また，ゆったりとした気分になれるよう家族の協力が大切です。

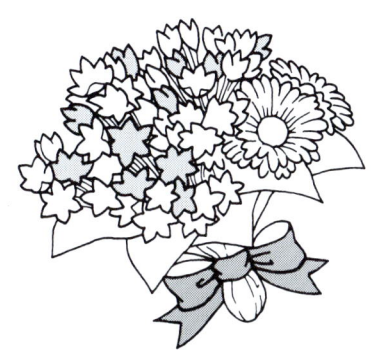

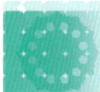

授乳・搾乳をしないほうがよいとき

1）お母さんが，乳腺炎になってしまった場合
2）出産時に大出血など，重大合併症をおこし，病院で指示を受けている場合
3）お母さんが活動性の結核など重症な感染症にかかり，赤ちゃんに感染のおそれのあるとき
4）お母さんが重い慢性の病気にかかっていて，病院でお薬などの指示を受けている場合
（お母さんの飲んだお薬は，おっぱいにその成分が含まれることがあります。専門の医師に相談して下さい）
5）赤ちゃんの嘔吐が激しいときの授乳
6）赤ちゃんの状態をみて，専門医が授乳を中止したほうがよいと判断した場合

いずれも，心配な場合は早めに病院で相談しましょう。

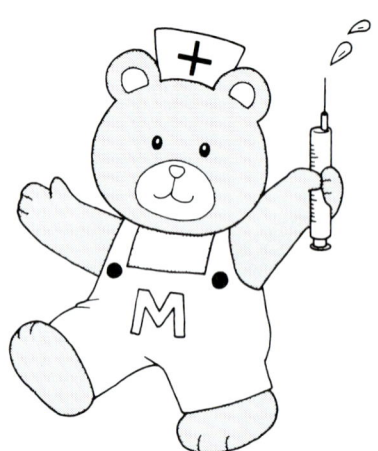
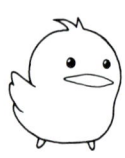
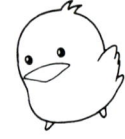

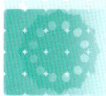
哺乳ノートを作りましょう

つよし君のお父さん，お母さんの作ったノートを見せてもらいました。
このような記録があると，病院では大変参考になりますし，赤ちゃんの成長が立派な記録となります。

つよし君の哺乳ノート

月/日	時間	量（ml）	何分間	うんち （色・性状）	体重（g）	思ったこと
4/10	10：00 13：15 16：30 ︙ ︙ ︙	30 cc 45 cc 55 cc ︙ ︙ ︙	15分 23分 30分 ︙ ︙ ︙	濃い緑，少し	3,150 g	ミルクを飲むのに時間がかかりすぎているのではないか心配。今度，病院で聞いてみよう。
4/11	6：35 ︙ ︙	30 cc ︙ ︙	15分 ︙ ︙		3,177 g	2人で見た夕焼けはとてもきれいだった。神経質になりすぎないよう，のんびりいこう。

おわりに

　口唇口蓋裂の赤ちゃんの哺乳は，赤ちゃんそれぞれによってずいぶん違います。この冊子は決して完全なものではありませんが，多くの方よりこのような冊子がほしいとの御希望をいただき，作成いたしました。今後，さらによいものにしていきたいと考えております。皆様から御助言をいただければ幸いです。

日本口唇口蓋裂協会では，患者さん，家族その他の方からの相談を受付ます。受付は月曜～金曜の朝10時～16時までで，後日コレクトコールにて専門のボランティアが直接電話をいたします。
日本口唇口蓋裂協会
TEL（052）757-4312
http://www.aichi-gakuin.ac.jp/~jcpf/
E-mail：jcpf@jcpf.or.jp

協力　　中部地区　口唇口蓋裂児親の会　たんぽぽ会

　　　　本書の出版に関しては，日本口唇口蓋裂協会に寄せられた寄附ならびに金歯，銀歯，アクセサリーなどをリサイクルした純益を使わせていただいております。

編集執筆責任者　夏目　長門
　　編集委員　　新美　照幸
　　編集委員　　名倉　知里

口唇口蓋裂児　哺乳の基礎知識

2008年10月23日　第1版　第1刷発行
2012年 1月30日　第1版　第2刷発行
2014年 1月10日　第1版　第3刷発行

編　集　特定非営利活動法人　日本口唇口蓋裂協会
　　　　〒464-0055　名古屋市千種区姫池通3-7-101
　　　　TEL 052-757-4312　FAX 052-757-4465
　　　　E-mail：jcpf@jcpf.or.jp

発　行　一般財団法人　口腔保健協会
　　　　〒170-0003　東京都豊島区駒込1-43-9
　　　　TEL 03-3947-8301　FAX 03-3947-8073
　　　　振替　00130-6-9297
　　　　http://www.kokuhoken.or.jp/

乱丁・落丁の際はお取り替えいたします．　　印刷・三報社印刷/製本・愛千製本
ISBN978-4-89605-247-3 C0047
　　　　ⓒNihon Koushinkougairetsu kyoukai 2008. Printed in Japan
本書の内容を無断で複写・複製・転写すると，著作権・出版権の侵害となることがありますのでご注意ください．

JCOPY 〈(社)出版者著作権管理機構　委託出版物〉
　本書の無断複写は著作権法上での例外を除き禁じられています．複写される場合は，そのつど事前に，(社)出版者著作権管理機構（電話 03-3513-6969, FAX 03-3513-6979, e-mail：info@jcopy.or.jp）の許諾を得てください．